慢性病患者流感疫苗接种知识口袋书

中国疾病预防控制中心慢性非传染性疾病预防控制中心 编著

中国科学技术出版社

·北 京·

图书在版编目（CIP）数据

慢性病患者流感疫苗接种知识口袋书 / 中国疾病预
防控制中心慢性非传染性疾病预防控制中心编著 . —北
京：中国科学技术出版社，2021.1

ISBN 978-7-5046-8768-5

Ⅰ. ①慢…　Ⅱ. ①中…　Ⅲ. ①慢性病—关系—流行性
感冒—疫苗—预防接种—基本知识　Ⅳ. ① R511.701

中国版本图书馆 CIP 数据核字（2020）第 248345 号

策划编辑	符晓静	
责任编辑	符晓静	
装帧设计	中文天地	
责任校对	张晓莉	
责任印制	徐　飞	

出　　版	中国科学技术出版社	
发　　行	中国科学技术出版社有限公司发行部	
地　　址	北京市海淀区中关村南大街 16 号	
邮　　编	100081	
发行电话	010-62173865	
传　　真	010-62173081	
网　　址	http://www.cspbooks.com.cn	

开　　本	787mm×1092mm　1/32	
字　　数	43 千字	
印　　张	2.625	
版　　次	2021 年 1 月第 1 版	
印　　次	2021 年 1 月第 1 次印刷	
印　　刷	河北鑫兆源印刷有限公司	
书　　号	ISBN 978-7-5046-8768-5 / R·2653	
定　　价	15.00 元	

编委会

前　言

在我国，随着社会经济快速发展、人口的增长、老龄化进程的加速，以及人们生产、生活方式的改变，心脑血管疾病、癌症、慢性呼吸系统疾病、糖尿病等慢性非传染性疾病（简称"慢性病"）已成为居民的主要死亡原因，其患病率高，疾病负担重。《中国居民营养与慢性病状况报告（2015年）》显示，我国18岁及以上居民糖尿病患病率为9.7%，与2002年相比，患病率明显上升;《中国居民慢性阻塞性肺疾病监测报告（2014—2015）》显示，40岁及以上人群慢性阻塞性肺疾病患病率已达13.6%，较10年前明显增加。我国居民的慢性病防控形势严峻。20世纪末，我国进入老龄化社会，截至2015年，中国60岁及以上人口已达2.22亿，约占总人口的16.1%。根据《中国老龄事业发展报告2013》的预测，到2030年，我国 60 岁以上的人口占全国总人口的比例将提高到 23%。老年人慢性病情况严重。

慢性病患者和老年人因患流行性感冒（以下简称"流感"）而发生严重疾病的风险很高。流感是造成慢性病患者病情加重的重要原因，严重影响疾病的进程和预后。研究显示，慢性病患者和老年人患上流感后，发生慢性病急性发作和加重，以及住院和死亡的风险很高。每年接种流感疫苗是预防慢性病患者和老年人发生流感的最有效方法，也是我国慢性病防控的重要措施。2017 年，国务院发布《中国防治慢性病中长期规划（2017—2025年）》，鼓励"慢性病患者和高危人群接种成本效益较好的肺炎、流感等疫苗"。2019 年，国务院印发《健康中国行动（2019—2030 年）》，建议"慢性呼吸系统疾病患者和老年人等高危人群主动接种流感疫苗和肺炎球菌疫苗"。

为了有效预防与控制慢性病，减少慢性病的负担及影响，我国实施了一系列以社区为基础的慢性病防控策略与措施，如通过基本公共卫生服务项目，在社区开展包括高血压、糖尿病在内的主要慢性病的管理，指导慢性病患者进行自我管理，并为其提供诊断、治疗、随访、干预、转诊与管理等综合服务。2016年，我国颁布了加强医疗卫生体制改革的《关于印发推进家庭医师签约服务指导意见的通知》（国医改办发〔2016〕1号），明确要求社区医务人员作为家庭医生，负责为包括老年人和社区慢性病患者在内的重点人群提供初级卫生保健和公共卫生服务。乡镇卫生院、社区卫生服务中心是我国居民健康管理、慢性病患者管理以及老年人健康管理的主要场所，而社区医务人员不仅是主要专业力量，还在社区慢性病患者、老年人等健康管理中发挥着巨大的作用。

为了向社区医务人员介绍和普及慢性病患者以及老年人接种流感疫苗、预防流感的关键信息，推动医务人员向慢性病患者和老年人推荐接种流感疫苗，促进慢性病防控工作，我们组织有关专家编写了这本《慢性病患者流感疫苗接种知识口袋书》。本书采用一问一答的形式，讲解了流感与流感疫苗接种的知识，流感对慢性呼吸系统疾病、代谢性疾病、心血管疾病及老年人健康的影响，接种流感疫苗对慢性病患者及老年人健康的保护作用，推荐接种流感疫苗的国内外相关诊疗指南，医务人员向慢性病患者和老年人推荐流感疫苗的沟通技巧等。我们希望本书的出版发行能使广大基层医务工作者了解慢性病患者和老年人接种流感疫苗、预防流感的关键信息，重视向慢性病患者和老年人推荐接种流感疫苗，推动医务人员主动向慢性病患者和老年人推荐流感疫苗接种。

由于编者水平有限，疏漏之处敬请广大读者批评指正。

编者

2020 年 10 月

目 录

● ● ● CONTENTS ● ●

第一部分
流感与流感疫苗

第二部分
流感与慢性呼吸系统疾病

第三部分
流感与糖尿病

第四部分
流感与心血管疾病

第五部分
流感与老年人健康

第六部分
流感疫苗推荐的沟通技巧

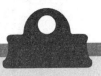

第一部分
流感与流感疫苗

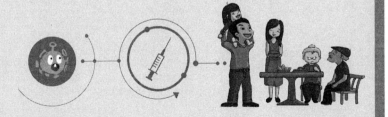

1. 流感是由什么病原体引起的？

◇ 流感是由**流感病毒**感染引起的急性呼吸道传染病，重症病例可以导致死亡。

◇ 流感病毒分为四个型别：甲型（A型）、乙型（B型）、丙型（C型）和丁型（D型）。甲型流感病毒如出现重大变异可能会导致流感大流行，通常情况下和乙型流感病毒共同在人群传播形成每年的季节性流行；丙型流感病毒仅呈散发感染；丁型流感病毒主要感染猪、牛等，未发现人类感染。

◇ 甲型流感病毒根据病毒表面的血凝素和神经氨酸酶的蛋白结构和基因特性，可分为多种亚型。目前，发现的HA和NA分别有18个（H1~18）和11个（N1~11）亚型。

◇ 目前引起每年的季节性流行的流感病毒是甲型（H1N1、H3N2亚型）和乙型（Yamagata和Victoria系）流感病毒。

2. 流感是通过什么途径传播的?

◇ **流感患者和隐性感染者**是季节性流感的主要传染源。病毒主要通过其呼吸道分泌物——**飞沫传播**，也可以通过口腔、鼻腔、眼睛等的黏膜直接或间接**接触传播**。

◇ 常见潜伏期为 1~4 天（平均 2 天），从潜伏期末到发病的急性期都有传染性。一般感染者在临床症状出现前 24~48 小时即可排出病毒，并且发病后三四天内的传染性最强。大多数健康成人感染病毒后从出现症状前 1 天到发病后 5~7 天内均可感染他人，儿童或者免疫功能低下患者发病 7 天后仍可排出病毒。一些感染者可能不出现症状，但仍可将病毒传播给他人。

3. 得了流感会有哪些症状?

◇ 流感一般表现为急性起病、发热（部分病例可出现高热，达 39～40℃），常伴有畏寒、寒战、头痛、肌肉或关节酸痛、极度乏力、食欲减退等全身症状，以及咽痛、咳嗽等呼吸道症状；也可有鼻塞、流涕、胸骨后不适、颜面潮红、结膜轻度充血、呕吐、腹泻等其他症状。

◇ 轻症流感常与普通感冒表现相似，但其发热程度和全身症状更明显。

◇ 重症病例可出现病毒性肺炎、继发细菌性肺炎、急性呼吸窘迫综合征、休克、弥散性血管内凝血、心血管和神经系统等肺外表现及多种并发症。

4. 怎么判断是否得了流感，诊断方法是什么？

◇ 我国的医疗机构大多未将流感病毒检测列为常规临床检测项目，因此流感症状是临床常规诊断和治疗的主要依据。在流感流行季（比如冬春季），一旦出现前述临床症状，罹患流感的可能性较大。但由于流感的症状、体征缺乏特异性，易与普通感冒和其他病原体导致的上呼吸道感染混淆，流感确诊有赖于实验室检查。流感病毒检测方法包括病毒核酸检测、病毒分离培养、病毒抗原检测和血清学诊断等。

◇ 目前医疗机构中，快速流感病毒抗原检测正在被越来越广泛地使用。快速流感病毒抗原检测试剂盒（RIDTs）有试纸条、盒式或卡片等形式，可以在30分钟或更短时间内完成检测，可以区分甲、乙型流感病毒，但不能进一步鉴定亚型。RIDTs对流感病毒的检测灵敏性不是很高（50%～60%），检测结果为阳性时支持诊断，但检测结果为阴性时也不能排除患有流感的可能性。由于其具有获得结果速度快、检测程序简单、成本较低的优势，目前仍然是世界上大多数医疗机构的首选检测方法。

5. 如何预防流感?

◇ **每年接种流感疫苗是预防流感最有效的手段**,可以显著降低接种者罹患流感和发生严重并发症的风险。此外,**保持良好的个人卫生习惯**是预防流感等呼吸道传染病的重要手段,包括:

▷ 勤洗手。

▷ 在流感流行季节,尽量避免去人群聚集场所,戴口罩做好防范。

▷ 出现流感症状后,咳嗽、打喷嚏用纸巾、毛巾等遮住口鼻然后洗手,尽量避免触摸眼睛、鼻或口。

▷ 家庭成员中出现流感患者时,要尽量避免相互接触,尤其是家中有老人与慢性病患者时。

▷ 当家长带有流感症状的患儿去医院就诊时,应同时做好患儿及自身的防护(如戴口罩),避免交叉感染。

▷ 学校、托幼机构等集体单位中出现流感样病例时,患者应居家休息,减少病毒的传播。

6. 得了流感如何治疗？

◇ 罹患流感后，多数患者症状轻微。轻症患者可自行居家隔离，保持房间通风，充分休息，多饮水，饮食应当易于消化和富有营养。同时密切观察病情变化，一旦出现持续高热、伴有剧烈咳嗽、呼吸困难、神志改变、严重呕吐与腹泻等重症倾向时，应及时就诊。

◇ 孕妇、5 岁以下儿童、60 岁以上老人以及慢性病患者感染流感后更容易出现重症，应当及早就诊。

◇ 尽早（发病 48 小时内）应用抗流感病毒药物能显著降低流感重症和死亡的发生率。抗流感病毒药物应在医师的指导下使用。

◇ 抗流感病毒药物包括已在我国临床应用的神经氨酸酶抑制剂奥司他韦、扎那米韦、帕拉米韦，以及 2018 年在日本和美国上市的核酸内切酶抑制剂巴洛沙韦等。

7. 哪些人群感染流感后容易出现
严重症状?

◇ 人群对流感病毒普遍易感,没有年龄、性别差异。但
儿童、老人、孕妇,患有哮喘、慢性阻塞性肺疾病
(简称"慢阻肺")等慢性呼吸系统疾病,糖尿病、心
脏病等慢性基础性疾病的人群在感染流感后,导致病
情加重、严重并发症甚至死亡的风险较其他人群高。
因此,上述人群也是我国流感疫苗的建议优先接种
人群。

8. 季节性流感和流感大流行有什么区别?

◇ 季节性流感是由甲型（H1N1、H3N2 亚型）和乙型（Yamagata 和 Victoria 系）流感病毒引起的急性呼吸道传染病。一般来说，在我国北方省份呈现单一的冬春季流行，南方省份除冬春季高峰外，也会出现夏季高峰。

◇ 流感大流行是指当甲型流感病毒基因突变出现新亚型或旧亚型重现时，人群普遍缺乏相应免疫力，造成流感病毒在人群中快速传播，从而引起全球范围内的广泛流行。20 世纪以来，全球共发生四次流感大流行。其中，最为严重的一次是 1918 年"西班牙流感"，造成几千万人死亡；2009 年的甲型 H1N1 流感大流行是最为温和的一次流感大流行。

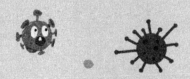

9. 为何要接种流感疫苗?

◇ 流感患者的疾病负担严重。每年流感季节性流行,在全球可导致 300 万~500 万重症病例,29 万~65 万呼吸道疾病相关患者死亡。每年接种流感疫苗是预防流感最有效的手段,可以显著降低接种者罹患流感、发生严重并发症,甚至死亡的风险。

10. 接种流感疫苗安全吗？有没有不良反应？

◇ 接种流感疫苗是安全的。

◇ 如同其他医疗产品一样，接种流感疫苗也可能会出现不良反应。接种流感疫苗常见的不良反应主要表现为局部反应，包括接种部位红晕、肿胀、硬结、疼痛、烧灼感等，全身反应有发热、头痛、头晕、嗜睡、乏力、肌痛、周身不适、恶心、呕吐、腹痛、腹泻等。这些不良反应通常是轻微的，并且通常会在几天内自行消失，极少出现重度反应。接种疫苗出现不良反应的处置请参照国家相关技术规范。

◇ 我国原有的 3 价流感疫苗和新近上市的 4 价流感疫苗均为肌内注射的灭活疫苗。4 价流感疫苗和 3 价流感疫苗在安全性上没有差别，国产流感疫苗和进口流感疫苗相比，其安全性也没有显著差别。

11. 注射流感疫苗会导致感染流感吗？

◇ 注射流感疫苗不会造成人群感染流感。目前在我国上
市的流感疫苗均为灭活流感疫苗。

12. 接种流感疫苗后就不会得流感吗?

◇ 在大多数年份,流感疫苗与流感流行毒株的匹配较好,
具有较好的保护作用。但也存在一定概率出现流感疫
苗的毒株与实际流行毒株不匹配的情况,导致流感疫
苗的保护效果较差。流感疫苗组分可预防每个流感季
中3~4种主要流行株的感染,即使出现与某一流行株
不匹配的情况,流感疫苗仍可以有效预防其他流行株
所导致的感染,所以,在这种情形下仍建议接种流感
疫苗。流感疫苗仅可预防疫苗组分包含的流感病毒毒
株。部分免疫系统功能低下或衰弱的人群,接种后可
能无法对流感疫苗产生有效的免疫应答。

◇ 接种流感疫苗仅可预防流感病毒引起的流感。流感的
临床症状并不具有特异性,接种流感疫苗无法预防除
流感病毒以外其他病原体如呼吸道合胞病毒、腺病毒
等引起的相似临床呼吸道症状。

13. 哪些人需要接种流感疫苗？

◇ 原则上，6 月龄及以上所有愿意接种流感疫苗并且没有禁忌证的人都可以接种流感疫苗。由于不同人群感染流感后的临床严重程度和结局不同，某些人群更应当优先接种流感疫苗。借鉴世界卫生组织的文件和其他国家多年的应用经验，结合我国国情，**推荐以下人群优先接种：**

▷ 6~23 月龄的婴幼儿；

▷ 2~5 岁儿童；

▷ 60 岁及以上老人；

▷ 特定慢性病患者：心血管疾病（单纯高血压除外）、慢性呼吸系统疾病、肝肾功能不全、血液病、神经系统疾病、神经肌肉功能障碍、代谢性疾病（包括糖尿病）等慢性病患者，患有免疫抑制疾病或免疫功能低下者；

▷ 医务人员；

▷ 6 月龄以下婴儿的家庭成员和看护人员；

▷ 孕妇或准备在流感季节妊娠的女性。

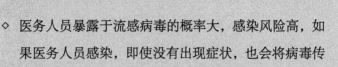

14. 为何医务人员要优先接种流感疫苗？

◇ 医务人员暴露于流感病毒的概率大，感染风险高，如果医务人员感染，即使没有出现症状，也会将病毒传播给前来就诊的患者以及周围的同事。

◇ 医务人员接种流感疫苗，可减少因病缺勤，保证流感暴发季节医疗机构的正常运转。

◇ 国家卫生健康委员会于 2018 年颁布《关于进一步加强流行性感冒防控工作的通知》，要求各级医疗机构免费为本单位医务人员提供流感疫苗接种服务。感染科、呼吸科等重点科室医务人员应确保全员接种，发挥典型示范作用；医务人员在诊疗过程中，要向患者及家属科学推荐流感疫苗，提升公众对流感疫苗的认识，提高疫苗接种率。

15. 什么时候接种流感疫苗?

◇ 流感病毒容易变异,世界卫生组织每年都基于对下一个流行季节流感病毒流行株的预测结果提出全球流感疫苗株的推荐意见,各国疫苗企业根据世界卫生组织的预测结果生产当年的流感疫苗,因此不同年度流感疫苗针对的流感病毒株可能会有所差异。

◇ 通常在接种流感疫苗 2~4 周后体内可产生具有保护水平的抗体,6~8 个月后抗体滴度开始衰减,因此建议每年接种流感疫苗。我国各地每年流感活动高峰出现的时间和持续时间不同,为了在流感高发季节前获得保护,应当在当年流感疫苗上市后尽快接种,最好在 10 月底前完成免疫接种。如果在 10 月底前未接种,那么整个流行季节都可以接种。

◇ 在同一个流感流行季节,已经完成流感疫苗接种的人不需要再重复接种。孕妇在妊娠期的任一阶段均可接种流感疫苗,建议只要本年度的流感疫苗开始供应,即可尽早接种。

17

16. 在何处可以接种流感疫苗?

◇ 具备疫苗预防接种资质的接种单位如疾病预防控制中心、社区卫生服务中心（站）、乡镇卫生院等机构。各地具体情况在接种前可以拨打当地 12320 卫生热线咨询。

17. 流感疫苗可否与其他疫苗同时接种？

◇ 灭活流感疫苗与其他灭活疫苗及减毒活疫苗可以同时在不同部位接种，或者间隔时间接种。

◇ 尚未发现影响流感疫苗和联合接种疫苗的免疫原性和安全性的证据。

◇ 建议 65 岁以上老年人同时接种流感疫苗和肺炎球菌疫苗。

18. 流感疫苗的接种禁忌证是什么？

◇ 对疫苗中所含任何成分（包括辅料、甲醛、裂解剂及抗生素）过敏者。

◇ 发热或不伴发热症状的轻中度急性疾病者，建议症状消退后再接种。

◇ 上次接种流感疫苗后6周内出现吉兰-巴雷综合征，虽不是禁忌证，但应特别注意。

◇ 鸡蛋过敏者不再作为禁忌证。

◇ 具体产品的禁忌证，应参考产品说明书和医师的建议。

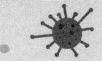

19. 鸡蛋过敏者是否也可以接种流感疫苗？

◇ 《中华人民共和国药典》（2015 年版）未将对鸡蛋过敏者作为禁忌，其规定流感疫苗中卵清蛋白含量应不高于 500 ng/mL。随着生产工艺的提高，疫苗中的卵清蛋白含量已大大低于国家标准，以往我国常用的流感疫苗中的卵清蛋白含量测量显示其含量最高不超过 140 ng/mL。

20. 如何开展流感疫苗接种不良反应监测与评估（疑似预防接种异常反应报告和病例处理）？

◇ 按照《全国疑似预防接种异常反应监测方案》要求，各级疾病预防控制机构和接种单位均常规开展疫苗疑似预防接种异常反应（adverse event following immunization，AEFI）监测，开展 AEFI 的监测报告、调查诊断、处置等工作。接种单位在获知流感疫苗接种出现疑似不良反应后，需尽快报告属地疾病预防控制机构。

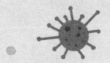

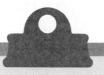

第二部分

流感与慢性呼吸系统疾病

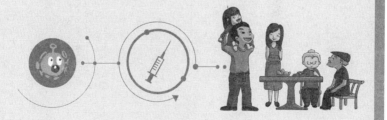

1. 流感对慢性呼吸系统疾病患者有哪些危害？

◇ 流感病毒是造成慢阻肺、哮喘等慢性呼吸系统疾病患者感染的最重要和最常见的病原体。

◇ 流感病毒可侵犯人体的下呼吸道，引起全身炎症反应，引起原发性病毒性肺炎，重症流感患者容易合并感染细菌、真菌等其他病原体，影响肺功能，严重者可出现呼吸衰竭、急性呼吸窘迫综合征（acute respiratory distress syndrome，ARDS）等。

◇ 慢阻肺、哮喘等慢性呼吸系统疾病患者对流感病毒易感性强，一旦感染，容易发展为重症病例，加速疾病进程，影响预后。

◇ 慢性呼吸系统疾病患者感染流感后，其住院率和死亡率明显提高，会造成严重的社会和经济负担。

2. 流感是如何对慢性呼吸系统疾病患者产生危害的?

◇ 流感等呼吸道病毒感染是使慢阻肺等慢性呼吸系统疾病加重的重要因素,主要通过以下机制加重慢性呼吸系统疾病。

▷ 当机体感染流感病毒后,其T淋巴细胞亚群随之会发生相应变化,$CD3^+$、$CD4^+$、$CD4^+/CD8^+$ 等均会出现不同程度降低,机体处于免疫功能紊乱状态。

▷ 感染流感病毒可诱发呼吸道上皮细胞的氧化应激,活化炎性细胞,促进炎性细胞进入气道,这些炎性细胞会进一步释放多种活性物质,加剧和放大炎症反应,加重气道上皮细胞损伤。

▷ 支气管黏膜上皮细胞受损后,会造成气道舒张因子,如一氧化氮及内皮细胞源性舒张因子(EDRF)的产生减少;使上皮细胞抑制黏膜下成纤维细胞增生和代谢的活化物质的合成减少,支气管和肺泡壁结缔组织增生,从而导致气道狭窄。

▷ 流感病毒进入下呼吸道造成气道损伤，使气道感觉神经纤维裸露，缓激肽降解能力下降，胆碱能反应性升高等。

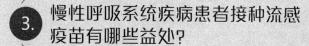

3. **慢性呼吸系统疾病患者接种流感疫苗有哪些益处?**

◇ 慢性呼吸系统疾病患者可在病情稳定的情况下接种流感疫苗。慢性呼吸系统疾病患者接种流感疫苗可以从以下几个方面获益:

▷ 减少患者的年急性发作次数、年急性期病程、年住院次数、年住院天数、年门诊次数、年门诊天数等;

▷ 减轻患者的病情,提高其生存质量,改善疾病预后;

▷ 降低医疗费用,节省医保经费,减轻家庭经济负担。

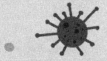

4. 哪些国际诊疗指南推荐慢性呼吸系统疾病患者接种流感疫苗？

◇《GOLD 慢性阻塞性肺疾病全球创议，2020》

◇《GINA 全球哮喘防治创议，2020》

◇ 美国胸科医师学会和加拿大胸科学会《预防慢性阻塞性肺疾病急性加重指南》

5. 哪些国内技术指南推荐慢性呼吸系统疾病患者接种流感疫苗?

◇ 中国《慢性阻塞性肺疾病诊治指南（2013年修订版）》《慢性阻塞性肺疾病急性加重（AECOPD）诊治中国专家共识（2017年更新版）》

◇ 《中国季节性流感疫苗应用技术指南（2014—2015）》《中国流感疫苗预防接种技术指南（2018—2019）》《中国流感疫苗预防接种技术指南（2019—2020）》

◇ 2018年《老年人流感和肺炎链球菌疫苗接种中国专家建议》

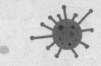

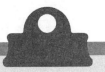

第三部分

流感与糖尿病

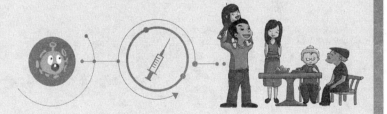

1. 流感对糖尿病患者有什么危害?

◇ 糖尿病患者免疫功能下降,对流感病毒等的易感性明显
   增高,容易罹患流感等。研究显示,在糖尿病合并的各
   种感染中,上呼吸道感染居首位。

◇ 糖尿病患者合并感染流感后,会导致难以控制的血
   糖升高,而血糖升高又进一步加重感染,形成恶性
   循环。

◇ 糖尿病患者合并感染流感后可诱发糖尿病急性并发症,
   严重影响预后。

◇ 糖尿病患者合并感染流感后,发生住院和死亡的风险
   成倍增加。有研究显示,在流感流行年份,因流感导
   致的糖尿病患者住院率是同性别、年龄非糖尿病患者
   的 6 倍。

2. 流感是如何对糖尿病患者产生危害的?

◇ 糖尿病患者机体存在 $CD3^+$ 细胞数减少、$CD4^+/CD8^+$ 细胞比例失调、自然杀伤细胞活性降低等细胞免疫功能缺陷。$CD4^+$ 细胞增殖受抑制后,协助 B 淋巴细胞产生抗体和辅助其他淋巴细胞的功能也随之减弱。

◇ 糖尿病患者常合并营养不良和低蛋白血症,使 B 淋巴细胞产生免疫球蛋白量减少。高血糖状态下,免疫球蛋白和补体的过度糖基化反应也有可能造成糖尿病患者抗体免疫应答能力降低。

◇ 糖尿病患者合并感染流感后会干扰血糖控制,使血糖升高,诱发酮症酸中毒,加重糖尿病病情,血糖升高会进一步加重感染。

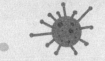

3. 糖尿病患者接种流感疫苗有哪些益处？

◇ 良好的血糖控制及流感疫苗接种可有效预防严重感染的发生。糖尿病患者合并感染流感可能会带来严重的后果，疫苗接种是预防感染的有效方法。

◇ 糖尿病患者接种流感疫苗可有效降低急性并发症、呼吸衰竭、住院和死亡等事件的风险，改善患者的预后与生存质量，减轻医疗负担。

4. 哪些国际诊疗指南推荐糖尿病患者
接种流感疫苗？

◇《2014 年美国糖尿病协会（ADA）糖尿病诊疗指南》

5. 哪些国内技术指南推荐糖尿病患者
接种流感疫苗？

◇《中国 2 型糖尿病防治指南（2017 年版）》

◇《中国季节性流感疫苗应用技术指南（2014—2015）》

《中国流感疫苗预防接种技术指南（2018—2019）》

《中国流感疫苗预防接种技术指南（2019—2020）》

◇ 2018 年《老年人流感和肺炎链球菌疫苗接种中国专家
建议》

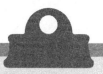

第四部分
流感与心血管疾病

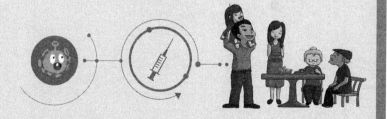

1. 流感对心血管疾病患者有什么危害？

◇ 心血管疾病是一组心脏与血管结构或功能异常的疾病，包括冠心病、脑卒中、心肌炎、风湿性心脏病、心力衰竭等多种疾患。心血管疾病患者可能存在动脉粥样硬化、心脏功能减退、运动锻炼能力降低等不良状态，对病毒的免疫力下降，易罹患流感并出现严重的并发症。有研究显示，并发急性呼吸系统疾病的流感患者有相当一部分为心血管疾病患者，在小于 65 岁的流感患者中，心血管疾病患者的比例仅次于肺部疾病患者，而在大于 65 岁的流感患者中，心血管疾病患者比例超过了肺部疾病患者，心血管疾病患者对流感的耐受力很差，尤其在老年人中更为显著。

◇ 流感可能会诱发或加重心血管疾病。研究表明，心肌梗死与流感发病具有相同的季节特征，均在冬季高发，随着天气转暖，两者发病率逐渐降低，在秋季开始回升；流感高发季节也是心力衰竭患者住院的重要危险因素。近期呼吸道感染是心肌梗死与脑卒中的重要危险因素。有研究显示，呼吸道感染 1 周内，心肌梗死与脑卒中的发病率会升高到平常的 2 倍左右，而随着距离感染时间的延长，发病率则逐渐下降；流感病毒感染 1 周内，发生急性心肌梗死住院的比例是对照期（感染前一年和之后一年）的 6 倍，心肌梗死的发生与流感相关。

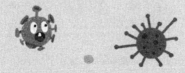

2. 流感是如何对心血管疾病患者产生危害的?

◇ 流感可能通过以下机制诱发或加重心血管疾病:

▷ 流感病毒可侵袭心肌,导致心肌的直接损伤。

▷ 病毒感染后可能通过分子模拟激活机体的自身免疫,加重炎症反应,延长炎症过程,同时诱发系统性的炎症反应,产生大量具有心肌毒性的炎症因子。

▷ 炎症反应能够导致氧化的低密度脂蛋白(OxLDL)增加,加重动脉粥样硬化与斑块的不稳定性。

▷ 病毒也可能定植于血管壁,激活局部自身免疫,损伤血管内皮等。

3. 心血管疾病患者接种流感疫苗有哪些益处?

◇ 大量研究表明,心血管疾病患者接种流感疫苗可降低心肌梗死、不稳定性心绞痛、心力衰竭、脑卒中等心血管事件的风险,减少患者的住院率与死亡率,改善患者的预后与生存质量,减轻医疗负担。

◇ 有研究显示,接种疫苗的心血管疾病患者的病死率明显低于未接种疫苗的患者;对于心力衰竭患者,接种流感疫苗能够降低全因死亡风险;每年接种、早期接种(9—10月)、累计接种次数多,心血管疾病患者的死亡风险低;接种流感疫苗能够显著降低脑卒中的风险,并且接种疫苗与脑卒中之间的负相关性在不同亚组分析中仍然存在。

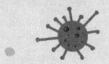

4. **哪些国际诊疗指南推荐心血管疾病患者接种流感疫苗?**

◇ 2006 年美国心脏协会（AHA）和美国心脏病学会（ACC）《冠心病及其他动脉粥样硬化性血管疾病的二级预防指南》: 推荐所有心血管疾病患者接种流感疫苗（I 类推荐，B 级证据）。

◇ 2006 年 AHA/ACC《流感疫苗作为心血管疾病二级预防的科学声明》: 接种流感疫苗应作为心血管疾病的二级预防措施。

◇ 2013 年 AHA/ACC《ST 段抬高型心肌梗死管理指南》: 接种流感疫苗应作为急性心肌梗死的二级预防措施。

◇ 2013 年 AHA/ACC《心力衰竭管理指南》: 接种流感疫苗应作为心力衰竭的二级预防措施。

◇ 2016 年欧洲心脏病学会（ESC）《急慢性心力衰竭的诊断与治疗指南》: 建议心力衰竭患者接受针对流感的免疫接种治疗。

5. 哪些国内技术指南推荐心血管疾病患者接种流感疫苗?

◇《中国心力衰竭诊断和治疗指南 2018》

◇《中国季节性流感疫苗应用技术指南（2014—2015）》

《中国流感疫苗预防接种技术指南（2018—2019）》

《中国流感疫苗预防接种技术指南（2019—2020）》

◇ 2018 年《老年人流感和肺炎链球菌疫苗接种中国专家建议》

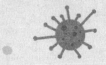

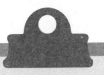

第五部分

流感与老年人健康

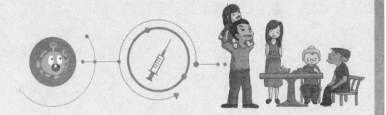

1. 中国老龄化的现状如何？

◇ 按照国际的老龄化定义标准，我国已于 1999 年进入老龄社会，是较早进入老龄社会的发展中国家之一。截至 2015 年，中国 60 岁及以上人口已达 2.22 亿，占总人口的 16.1%，65 岁及以上人口达 1.44 亿，占总人口的 10.5%。"十三五"期间，我国 60 岁及以上老年人口平均每年增加约 640 万，预计到 2020 年将达到 2.55 亿左右，占总人口的 17% 左右。根据《中国老龄事业发展报告 2013》的预测，到 2030 年，我国 60 岁以上的人口占全国总人口的比例将提高到 23%。

◇ 与其他西方发达国家相比，我国人口老龄化具有以下特点：

▷ **一是老年人口的基数大。** 按照目前的趋势发展，预计到 2050 年，我国 60 岁及以上老年人口可能达到 4.5 亿~4.7 亿。另外，我国高龄老年人中失能、半失能老年人人数多，2015 年失能和半失能老年人约有 4063 万，持残疾证老年人达到 1135.8 万。

▷ **二是人口老龄化速度快。**这主要表现在两个方面：一方面，我国是在经济发展水平不高的情况下进入了人口老龄化，可以说是"未富先老"。1999年，我国进入老龄化社会时的人均GDP只有1000美元左右，而发达国家是在人均GDP达到5000~10000美元水平时进入老龄化的。另一方面，老龄化增速快。2000—2010年，我国老龄人口比例提高了3个百分点。据估计，2010年之后的40年，每十年老年人口比例将分别提高4.7、8.0、5.2、5.3个百分点。

▷ **三是老龄化进程不均衡。**包括城乡不均衡、区域不均衡和结构不均衡。农村老年人口比例高于城镇，根据2010年第6次全国人口普查数据，农村老年人口比例为15.6%，比城镇高4.7个百分点。《中国西部发展报告（2013）》指出东部地区老龄化快于西部地区。另外，我国出生人口年龄结构失衡现象比较突出，老龄化进程也有明显的阶段性不均衡。

▷ **四是老龄化承载基础弱。**首先，制度准备不足。我国的养老政策体系处在初创和完善阶段。近几年，我国修订《中华人民共和国老年人权益保障法》，各部门和各地出台的法规、规章等规范性文件众多，但仍然在一些领域存在空白。其次，资金准备不足。社会养老保险作为一项兜底的保障措施，按照当前的征缴和支出水平，以及考虑到欠费、统筹、管理等方面的问题，局部地区存在收不抵支的风险。再次，人才准备不足。我国的养老和护理员工作收入比较低，职业认同感较差，且由于规范化培训尚未广泛推开，人才供需缺口比较大。同时，养老机构的管理人才较为匮乏。最后，设施准备不足。2014 年，我国每千名老人拥有的养老床位数只有 26 张，而发达国家是 50～70 张，其中还有一部分是社区照料中心的一些非护理床位。

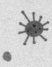

2. 中国老年人群的健康状况如何？

◇ 全国卫生服务调查分析结果显示，我国老年人群健康状况较一般人群差，失能老人规模较大。2013年，行动、听力、言语、视力存在不同程度失能的老年人比例分别为12.1%、23.8%、10.7%和25.2%，近30天内起居需要别人照顾的老年人比例为11.6%。过去20年，我国老年人口两周患病率由25.0%增加至56.9%，且以慢性病为主，而我国老年人口慢性病患病率由50.8%上升至71.8%，以高血压、糖尿病和脑血管疾病为主的慢性病成为我国老年人群主要的健康问题。

◇ 2017年全球疾病负担研究结果显示，中国老年人群最大的失能负担来自脑卒中、感知功能损伤、慢阻肺、阿尔茨海默病、抑郁症、糖尿病、背部疼痛和口腔疾病。中国老年人群死亡负担主要来自脑卒中、缺血性心脏病、慢阻肺、阿尔茨海默病、肺癌、高血压心脏病、胃癌、肝癌、下呼吸道感染、鼻咽癌。

3. 流感对老年人有什么危害？

◇ 老年人群罹患流感后，由于机体免疫功能的下降，死亡风险增加。我国全国范围及广州、香港特区等地的流感超额死亡研究显示，65 岁以上老年人流感相关的呼吸系统和循环系统疾病、全死因超额死亡率分别为（64～147）/10 万、（75～186）/10 万；我国城市人口中的流感相关超额死亡研究显示，流感相关的呼吸系统和循环系统疾病的超额死亡率分别为 12.4/10 万和 8.8/10 万；与其他年龄组比较，流感相关死亡风险在老年人群中最高。65 岁以上老年人流感相关超额死亡率远高于 65 岁以下人群，84%～95% 的流感超额死亡发生在 65 岁以上老年人群中。

◇ 流感会增加老年人的住院负担。有研究显示，60 岁及以上老年人中确诊流感导致的严重急性呼吸道感染病例住院率高，经济负担重。2013—2014 年的一项研究显示，因流感住院患者中，60 岁及以上年龄组经济负担显著高于 60 岁以下年龄组，平均住院费用分别为 2735 美元 / 次和 1417～1621 美元 / 次。

4. 流感是如何对老年人产生危害的?

◇ 由于老年人存在免疫反应降低、肺顺应性下降、呼吸肌肌力减弱、咳嗽反射减弱、多病共存及营养不良等因素,因此,老年人往往是流感病毒感染的高危人群。

◇ 老年人群常合并慢性病,如糖尿病、慢阻肺、冠心病及脑血管疾病等,罹患流感后,容易发生严重的并发症,如中耳炎、肺炎、支气管炎、咽喉炎、鼻窦炎,导致其原有的基础疾病加重,严重时会造成相应器官功能的衰竭。

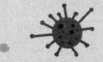

5. 老年人接种流感疫苗有哪些益处？

◇ 接种流感疫苗是目前预防老年人罹患流感的有效手段。接种流感疫苗能有效减少老年人流感相关门急诊、住院和死亡人数，降低老年人的死亡风险。

◇ 老年人常患有一种及以上慢性病，如糖尿病、慢阻肺、冠心病、脑血管疾病或慢性肾脏疾病等，一旦感染流感，就会产生严重的并发症，加重基础疾病，甚至造成器官功能衰竭，因此，流感疫苗接种可以明显降低老年人慢性病住院率及死亡率。有研究表明，老年人接种流感疫苗可以明显降低老年人的脑卒中、严重心血管事件的发生率，降低因肺炎住院和死亡风险。

◇ 接种流感疫苗还能降低流感本身及其引起的慢性病急性加重所导致的医疗费用，对于基础疾病较多的老年人群来说，其成本效益显著。

6. 哪些国内外相关指南推荐老年人接种流感疫苗？

◇ 《世界卫生组织流感疫苗立场文件》

◇ 《美国免疫实践顾问委员会 2018—2019 流感防控：疫苗指南》

◇ 《加拿大免疫咨询委员会 2019—2020 流感疫苗指南》

◇ 《中国季节性流感疫苗应用技术指南（2014—2015）》

◇ 《中国流感疫苗预防接种技术指南（2018—2019）》

◇ 《中国流感疫苗预防接种技术指南（2019—2020）》

◇ 2018 年《老年人流感和肺炎链球菌疫苗接种中国专家建议》

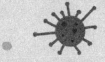

第六部分

流感疫苗推荐的沟通技巧

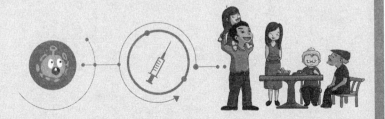

1. 医务人员为什么需要掌握和运用沟通技巧推荐接种流感疫苗? ↖

◇ 医务人员在工作中，不论是帮助患者提高服药依从性，促使其养成健康习惯，还是推荐疫苗接种，都会亲身体验到帮助患者行为改变的难度。有效的沟通能增强医务人员的说服力、提高患者的接受度。沟通是每位医务人员应当熟练掌握并运用的一种重要技能。

2. 通常遇到的流感疫苗推荐对象有
哪几类？

◇ 目前我国公众对流感的知晓率和流感疫苗的接种率仍
偏低，在流感疫苗推荐这项工作中，可将推荐对象分
为以下三类：

▷ 1. 信任医务人员并接受疫苗接种者——通常只需清
楚地向其介绍流感和流感疫苗的基本信息，这一人
群就会接种疫苗。

▷ 2. 对于疫苗接种非常抵触，不论怎样推荐都会拒绝
者——通常这一人群只占被推荐人群的少数。

▷ 3. 对流感疫苗不太了解，以前也没有接种过，但通
过医师推荐后可接受疫苗接种者——这一人群往往
占被推荐人群的绝大多数。如果能够与其进行有效
的沟通，他们很可能会选择接种疫苗；反之，他们
可能会因不同的理由拒绝接种疫苗。

◇ 基于上述三类人群的特点，流感疫苗推荐工作的成效
取决于如何影响占推荐人群绝大多数的第三类人群。

3. 什么是 SHARE 沟通原则?

◇ 医务人员在日常诊疗工作中，应对流感疫苗优先接种人群常规询问疫苗接种史，并按照标准的沟通流程进行流感疫苗推荐，同时利用一些沟通技巧来提高推荐效果。国际上有一个广泛使用的 SHARE 沟通原则，可以帮助医务人员更有逻辑地组织信息并提高沟通效果。

◇ SHARE 由分享（Share）、强调（Highlight）、关注（Address）、提醒（Remind）、解释（Explain）五个环节组成。医务人员应基于流感疫苗接种推荐对象的年龄、健康状况、生活方式等方面的情况，按照以下 SHARE 流程向推荐对象推荐流感疫苗接种：

▷ **分享**针对性强的信息与案例以促成流感疫苗接种，包括分享具体案例或数据。

▷ **强调**接种流感疫苗的好处，增强他们对流感疫苗的信心。

▷ **关注**推荐对象提出的任何问题，包括接种流感疫苗的不良反应、安全性、有效性等问题，并以通俗的语言进行耐心的解释。

▷ **提醒**推荐对象，接种流感疫苗可保护他们自己及家人，预防罹患流感。

▷ 向推荐对象**解释**感染流感的可能后果，如对健康的影响，因病无法承担工作和家庭责任，因用药、住院等导致的经济损失和时间损失等。

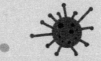

4. SHARE流程及其常用的核心信息有哪些? 如何推荐流感疫苗?

◇ 下列表格罗列了 SHARE 流程及其常用的核心信息。

分享	➤针对患者年龄、健康状态、生活方式、职业和其他危险因素,提出需要接种流感疫苗的个体化原因 ● 因为年龄、患有基础性疾病等个体因素,您可能会更容易出现严重症状和并发症 ● 由于平常您的工作接触人多,在流感季节容易被传染 ● 通过接种流感疫苗,您能够保护自己和家人的健康 ● 流感疫苗是保护您身体健康最有效的方法 ● 本地流感疫苗的接种地点、接种时间和价格(如果需要付费)
强调	➤强调关于接种流感疫苗的正面经验(基于个人经验或工作经验),提高对流感疫苗接种益处的认识,从而提高其对疫苗的信心 ● 作为一名医务工作者/社区医师,我今年已经接种了流感疫苗(这或许是最有说服力的信息!) ● 在欧美发达国家,老年人和慢性病患者等重点人群的流感疫苗接种率较高 ● 世界卫生组织、中国疾控中心均推荐慢性病患者、老年人和推荐对象接种流感疫苗

关注	➤解答患者的问题和质疑，用通俗易懂的语言回答关于接种流感疫苗的不良反应、安全性、有效性等问题 • 在欧美国家，流感疫苗已经有几十年的使用历史，事实证明流感疫苗安全有效 • 由于流感病毒会变异，为了提高流感疫苗保护效果，每年的流感疫苗株组分都会有相应调整，需要每年接种 • 在获得许可证前，疫苗产品需要经过专业机构的检测和审批 • 疾控中心会持续监测疫苗的安全性 • 接种流感疫苗的不良反应一般较轻，主要是接种部位的局部反应，如轻微疼痛，少数人出现低热，但症状通常几天后自行消失 • 有些人可能对流感疫苗有过敏反应，但严重或长期不良反应非常罕见
提醒	➤接种流感疫苗不仅保护疫苗接种者自身的健康，也保护家人，避免家中老人或是小孩感染 • 您平时需要照顾小孩，那您自己一定要接种流感疫苗，最好让小孩也来接种

解释	➤ 解释患病的后果，可能包括严重的健康影响、时间损失以及经济损失 • 您的身体状况（慢性病患者）承受不起感染流感后可能产生的严重并发症 • 感染流感轻则影响身体状态，重则需要休病假甚至住院，这可能会耽误您的工作 • 如果您的孩子感染流感，学校老师会建议孩子在家休息，这也影响孩子的学业 • 与感染流感所产生的医疗费用相比，流感疫苗的费用少太多了 • 如果您感染流感，可能会传染家人，为了避免家人感染，您可能就不能亲自照顾您的家人了，尤其是不能照顾家里的老人、孩子

◇ 医务人员应针对重点人群，在了解流感疫苗接种史的前提下，按照标准的 SHARE 流程及其常用的核心信息进行推荐，同时，可以根据具体情况，结合本手册中其他章节的知识点，开展流感疫苗推荐工作。

参考文献

［1］ 国家卫生健康委办公厅，国家中医药管理局办公室．流行性感冒诊疗方案（2019 年版）［J］．中国病毒病杂志，2020，10（3）：164-168.

［2］ 朱汝南，钱洲．流感病毒检测方法研究进展［J］．中华实用儿科临床杂志，2019，34（2）：102-106.

［3］ 中华人民共和国国家健康委员会．流行性感冒诊疗方案（2018 年版修订版）［J］．中华临床感染病杂志，2019，12（1）：1-5.

［4］ 王业明，曹彬．抗流感病毒药物的回顾、现状和展望［J］．中华流行病学杂志，2018，39（8）：1051-1059.

［5］ 冯录召，杨鹏，张涛，等．中国季节性流感疫苗应用技术指南（2014—2015）［J］．中华流行病学杂志，2014，35（12）：1295-1319.

［6］ 冯录召，彭质斌，王大燕，等．中国流感疫苗预防接种技术指南（2018—2019）［J］．中华流行病学杂志，2018，39（11）：1413-1425.

［7］ 任瑞绮，周蕾，倪大新．全球流感大流行概述［J］．中华流行病学杂志，2018，39（8）：1021-1027.

［8］ 中国疾病预防控制中心. 中国流感疫苗预防接种技术指南
（2019—2020）［J］. 中国病毒病杂志，2019，9（6）：419-428.

［9］ 卫生部办公厅，国家食品药品监督管理（药监）局办公室. 全国
疑似预防接种异常反应监测方案［J］. 中国疫苗和免疫，2011，
17（1）：72-81.

［10］ 中华人民共和国国家卫生健康委员会疾病预防控制局. 关于进一
步加强流行性感冒防控工作的通知：国卫疾控函［2018］254 号
［EB/OL］.（2018-10-23）［2020-09-01］. http://www.nhc.gov.cn/
jkj/s7923/201810/b30b71408e5641c7a166d4e389318103.shtml.

［11］ 国家药典委员会. 中华人民共和国药典 2015 年版［M］. 北京：
中国医药科技出版社，2015.

［12］ World Health Organization. Influenza［EB/OL］.［2020-09-01］.
https://www.who.int/influenza/en/.

［13］ 中国疾病预防控制中心流行性感冒（流感）［EB/OL］.［2020-09-
01］. http://www.chinacdc.cn/jkzt/crb/bl/lxxgm/.

［14］ Centers for Disease Control and Prevention. National Center for
Immunization and Respiratory Diseases（NCIRD）. Influenza（Flu）［EB/
OL］.［2020-09-01］. https://www.cdc.gov/flu/index.htm.

［15］ 崔文洁，丁宁，周宁. 病毒感染在慢性阻塞性肺疾病急性加重中
的作用［J］. 徐州医学院学报，2008，28（11）：712-715.

［16］ Global Initiative for Chronic Obstructive Lung Disease（GOLD）. Global
strategy for the diagnosis, management, and prevention of chronic
obstructive pulmonary disease（2020 report）［EB/OL］.［2020-09-
01］. https://goldcopd.org/wp-content/uploads/2019/12/GOLD-2020-
FINAL-ver1.2-03Dec19_WMV.pdf.

［17］ Global Initiative for Asthma. Global Strategy for Asthma Management and Prevention updated 2020［EB/OL］.［2020-09-01］. https://ginasthma. org/wp-content/uploads/2020/06/GINA-2020-report_20_06_04-1- wms.pdf.

［18］ Criner G J, Bourbeau J, Diekemper R L, et al. Prevention of acute exacerbations of COPD：American College of Chest Physicians and Canadian Thoracic Society Guideline［J］. Chest, 2015, 147（4）： 894-942.

［19］ 中华医学会呼吸病学会慢性阻塞性肺疾病学组. 慢性阻塞性肺疾病诊治指南（2013年修订版）［J］. 中华结核和呼吸杂志, 2013, 36（4）：255-264.

［20］ 慢性阻塞性肺疾病急性加重（AECOPD）诊治专家组. 慢性阻塞性肺疾病急性加重（AECOPD）诊治中国专家共识（2017年更新版）［J］. 国际呼吸杂志, 2017, 37（14）：1041-1057.

［21］ 葛均波, 徐永健, 王辰. 内科学［M］. 9版. 北京：人民卫生出版社, 2018.

［22］ 陶安阳, 李蓉. 糖尿病患者与流感及肺炎疫苗接种［J］. 国际内分泌代谢杂志, 2015, 35（2）：117-120.

［23］ American Diabetes Association. Standards of medical care in diabetes— 2014［J］. Diabetes Care, 2014, 37（Suppl 1）：S14-S80.

［24］ 中华医学会糖尿病学分会. 中国2型糖尿病防治指南（2017年版）［J］. 中华糖尿病杂志, 2018, 10（1）：4-67.

［25］ Smith S C, Allen J, Blair S N, et al. AHA/ACC guidelines for secondary prevention for patients with coronary and other atherosclerotic vascular disease：2006 update：endorsed by the National Heart, Lung, and

Blood Institute [J]. Circulation, 2006, 113 (19): 2363-2372.

[26] Davis M M, Taubert K, Benin A L, et al. Influenza Vaccination as Secondary Prevention for Cardiovascular Disease: a science advisory from the American Heart Association/American College of Cardiology [J]. Circulation, 2006, 114 (14): 1549-1553.

[27] O'Gara P T, Kushner F G, Ascheim D D, et al. 2013 ACCF/AHA guideline for the management of ST-elevation myocardial infarction: a report of the American College of Cardiology Foundation/American Heart Association Task Force on Practice Guidelines [J]. J Am Coll Cardiol, 2013, 61 (4): e78-e140.

[28] Yancy C W, Jessup M, Bozkurt B, et al. 2013 ACCF/AHA Guideline for the Management of Heart Failure: a report of the American College of Cardiology Foundation/American Heart Association Task Force on practice guidelines [J]. Circulation, 2013, 128 (16): e240-e327.

[29] Ponikowski P, Voors A A, Anker S D, et al. 2016 ESC Guidelines for the diagnosis and treatment of acute and chronic heart failure: The Task Force for the diagnosis and treatment of acute and chronic heart failure of the European Society of Cardiology (ESC). Developed with the special contribution of the Heart Failure Association (HFA) of the ESC [J]. Eur J Heart Fail, 2016, 18 (8): 891-975.

[30] 中华医学会心血管病学分会心力衰竭学组, 中国医师协会心力衰竭专业委员会, 中华心血管病杂志编辑委员会. 中国心力衰竭诊断和治疗指南2018 [J]. 中华心血管病杂志, 2018, 46 (10): 760-789.

[31] Lee K R, Bae J H, Hwang I C, et al. Effect of Influenza Vaccination

on Risk of Stroke: A Systematic Review and Meta-Analysis [J].
Neuroepidemiology, 2017, 48 (3-4): 103-110.

[32] Udell J A, Zawi R, Bhatt D L, et al. Association between influenza vaccination and cardiovascular outcomes in high-risk patients: a meta-analysis [J]. JAMA, 2013, 310 (16): 1711-1720.

[33] United Nations. World Population Prospects: The 2017 Revision [R/OL]. (2017-06-21) [2020-09-01]. https://www.un.org/en/desa/world-population-prospects-2017-revision.

[34] 吴玉韶. 中国老龄事业发展报告 (2013) [M]. 北京: 社会科学文献出版社, 2013.

[35] 世界卫生组织. 关于老龄化与健康的全球报告 [R/OL]. (2016) [2020-09-01]. https://www.who.int/ageing/publications/world-report-2015/zh/.

[36] 中国共产党中央委员会, 国务院. "健康中国2030" 规划纲要 [EB/OL]. (2016-10-25) [2020-09-01]. http://www.gov.cn/zhengce/2016-10/25/content_5124174.htm.

[37] 国务院办公厅. 国务院办公厅关于印发中国防治慢性病中长期规划 (2017—2025年) 的通知: 国办发 [2017] 12号 [EB/OL]. (2017-02-14) [2020-09-01]. http://www.gov.cn/zhengce/content/2017-02/14/content_5167886.htm.

[38] 健康中国行动推进委员会. 健康中国行动 (2019—2030年) [EB/OL]. (2019-07-15) [2020-09-01]. http://www.nhc.gov.cn/guihuaxxs/s3585u/201907/e9275fb95d5b4295be8308415d4cd1b2.shtml.

[39] 国家卫生计生委, 国家发展改革委, 教育部, 工业和信息化部, 民政部, 财政部, 人力资源社会保障部, 国土资源部, 住房城乡

建设部，国家体育总局，国家中医药局，中国残联，全国老龄办. 关于印发"十三五"健康老龄化规划的通知［EB/OL］.（2017-03-17）［2020-09-01］. http://www.nhc.gov.cn/lljks/zcwj2/201703/86fd48 9301c64c46865bd98c29e217f2.shtml.

［40］老年人流感和肺炎链球菌疫苗接种中国专家建议写作组，中华医学会老年医学分会呼吸学组，中华老年医学杂志编辑部. 老年人流感和肺炎链球菌疫苗接种中国专家建议［J］. 中华老年医学杂志，2018，37（2）：113-122.

［41］世界卫生组织. 世界卫生组织流感疫苗立场文件［EB/OL］.（2012-11）［2020-09-01］. https://www.who.int/immunization/position_papers/ WHO_PP_Influenza_Nov_2012_Chinese.pdf.

［42］Grohskopf L A, Sokolow L Z, Broder K R, et al. Prevention and Control of Seasonal Influenza with Vaccines: Recommendations of the Advisory Committee on Immunization Practices—United States，2018-19 Influenza Season［J］. MMWR Recommendations and reports，2018，67（3）：1-20.

［43］National Advisory Committee on Immunization（NACI）. An Advisory Committee Statement（ACS）Canadian Immunization Guide Chapter on Influenza and Statement on Seasonal Influenza Vaccine for 2019-2020 ［EB/OL］.（2019-10-09）［2020-09-01］. https://www.canada. ca/en/public-health/services/publications/vaccines-immunization/ canadian-immunization-guide-statement-seasonal-influenza- vaccine-2019-2020.html#III1.

致　谢

特别感谢美国疾病预防控制中心对本手册开发提供的资金支持（2017—2018 年度基金号 6 NU2GGH000961-05-01），以及美国疾病预防控制中心 Alexander Millman、宋英、张然、周穗瓒对本手册提供的技术支持。